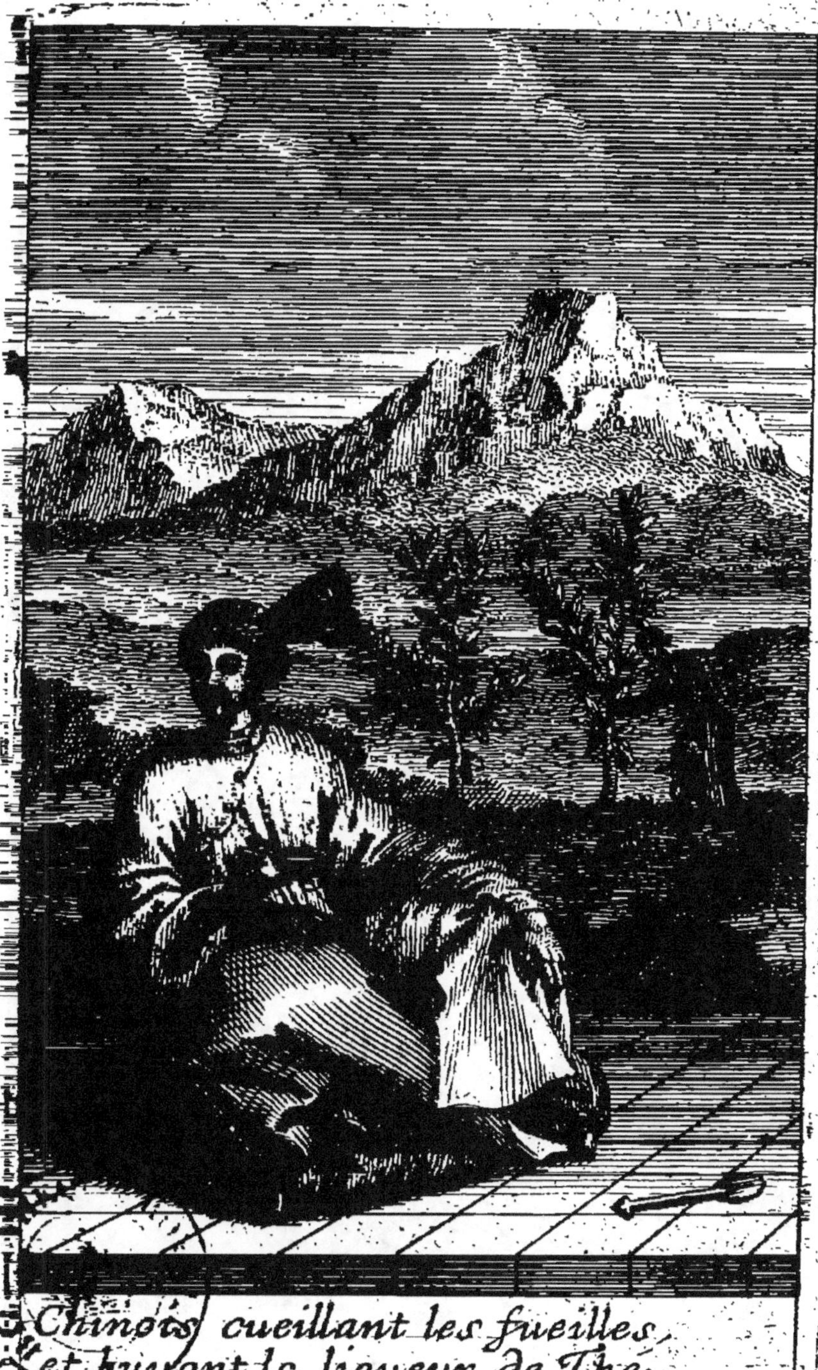

Chinois cueillant les fueilles
et buvant la liqueur de Thé

LE BON USAGE
DU THE'
DU CAFFE'
ET
DU CHOCOLAT
POUR LA PRESERVATION
& pour la gueriſon des Maladies.

Par Mr DE BLEGNY, Conſeiller, Medecin Artiſte ordinaire du Roy & de Monſieur, & prépoſé par ordre de ſa Majeſté, à la Recherche & Verification des nouvelles découvertes de Medecine.

A PARIS,
Chez ESTIENNE MICHALLET, ruë S. Jacques, à l'Image S. Paul.

M. DC. LXXXVII.
Avec Approbation & Privilege du Roy.

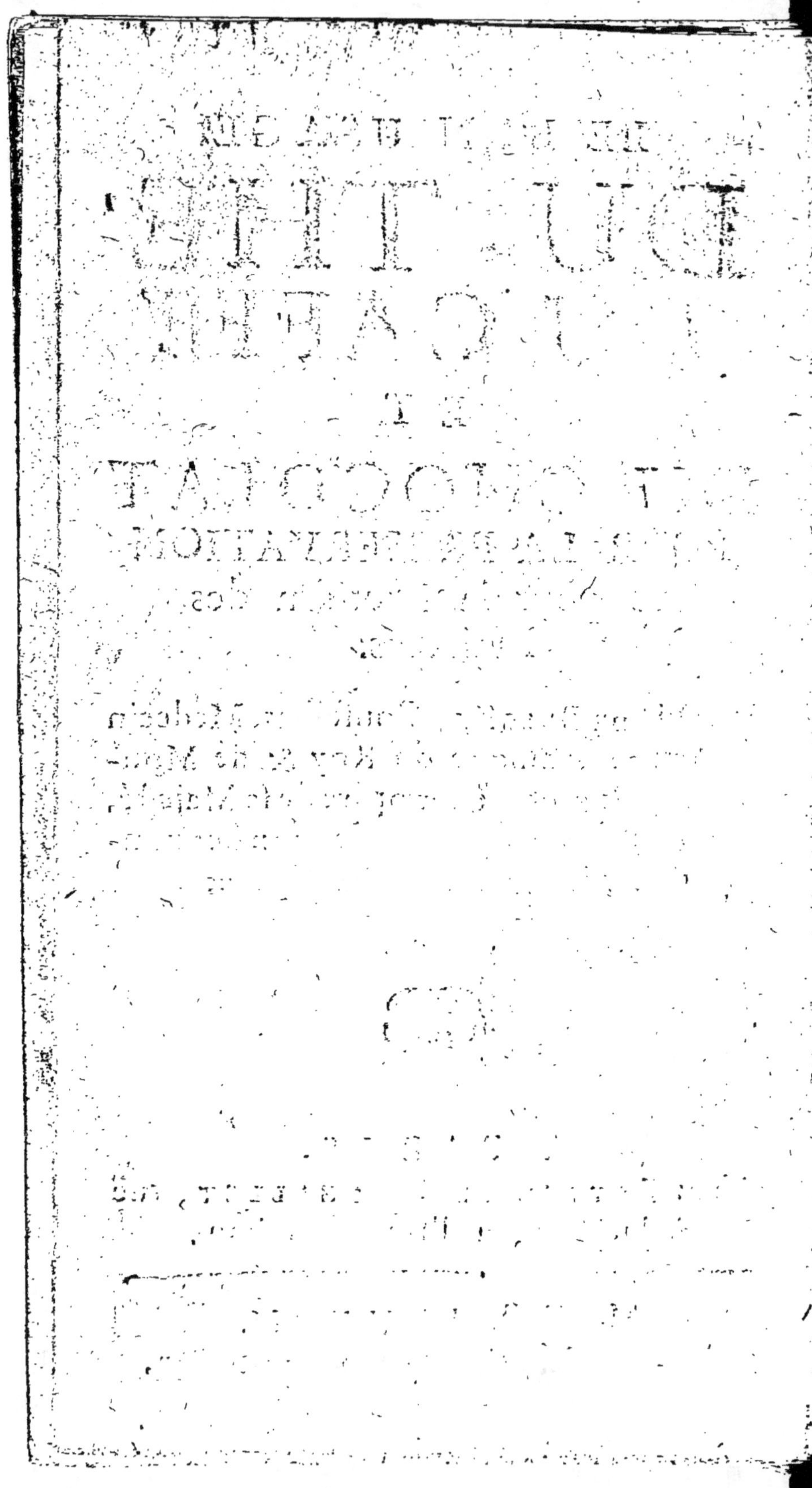

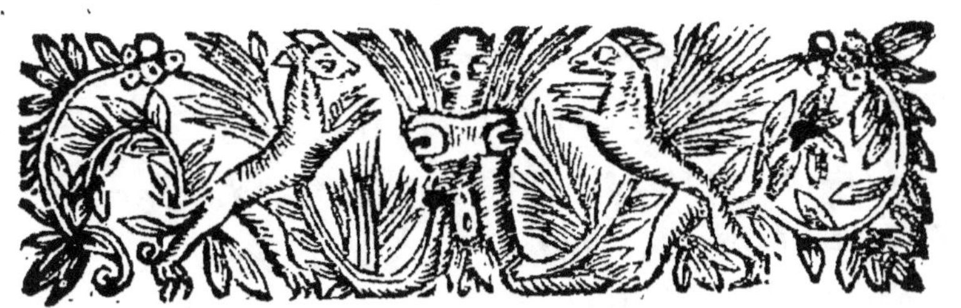

A MESSIEURS LES DOCTEURS en Medecine des Facultez Provincialles & Etrangeres, pratiquant à la Cour & à Paris.

ESSIEVRS,

Aprés avoir serieusement étudié vôtre excellente pratique, pendant un grand nombre d'années

ã ij

que je me ſuis attaché à vous ſuivre; aprés avoir tiré de vos judicieux avis & de vos doctes inſtructions, toutes les lumiéres dont j'avois beſoin, pour meriter l'honneur d'être en correſpondance avec vous; enfin aprés avoir pénetré les rares qualités qui vous rendent venerables à toutes les perſonnes de diſcernement, j'aurois beaucoup à me reprocher, ſi je n'avois pas recherché avec un extrême empreſſement, l'occaſion de vous rendre un hommage aßez publique, pour faire connoître à tout le monde à quel point je vous honore, & combien je ſuis ſenſible à la reconnoißance que je vous dois.

C'eſt dans cette vûë, MESSIEVRS, que j'ay aßemblé quelques parcelles de mes memoi-

res, pour en former un corps d'ouvrage, & pour vous le consacrer ensuite par une dedicace tres respectueuse : peut être que vous le regarderez comme une production informe qui a besoin d'être rectifiée dans toutes ses parties ; mais peut être aussi que vous formerez en même temps le dessein de travailler vous mêmes à cette rectification : trop heureux s'il en arrivoit ainsi ! la seconde édition de ce Livre me donneroit le plaisir de voir paroître sous mon nom, un Ouvrage à l'épreuve de toutes Censures, & contre lequel la plus sevére Critique ne pourroit rien opposer.

Ce prejugé que je tiens infaillible, est fondé sur de puissantes considerations : en effêt vous cultivez avec tant de soin les heu-

reux talens que la nature vous a départis, que ne pouvant avoir de reserve pour vous, elle est contrainte (pour ainsi dire) de se découvrir nuë à vos yeux, de vous rendre les confidens de ses plus secrettes démarches, & de vous faire les dépositaires de tout ce qu'elle a de plus precieux; & comme vous étes devenus par tous ces avantages, les plus zelés & les plus fermes partisans de la vérité, vous avez eû le bonheur de vous attirer une estime & une confiance si generale, que vous avez toûjours été soûtenus par l'approbation des grands, par les suffrages des sçavans, & par la voye du peuple, contre toutes les attaques de vos ennemis les plus cruels & les plus injustes.

Aussi ont-ils eû dans tous les

temps le chagrin de vous voir prosperer avec éclat, malgré toutes leurs cabales & toutes leurs intrigues; car ça presque toûjours été d'entre vous, que les Papes, les Empereurs, les Rois, & les autres Potentats de l'Europe ont tiré leurs premiers Medecins, c'est cette feconde pepiniere qui en a encore fourni presque generalement à tous les Princes & Princesses du sang & des Cours étrangeres, aux grands Seigneurs, & aux Camps, Hôpitaux & armées du Roy: C'est à cette Republique de litterature, que le public doit tant d'Illustres éleves & tant de Livres excellens; enfin c'est de cette piscine salutaire que les provinciaux & les étrangers malades, tirent un secours qu'ils ne pourroient recouvrer d'ailleurs, n'y ayant que vous seuls qui connoißent leur constitution.

Mais pour ne parler que de l'état present des choses, & sur tout de celles qui sont si fort exposées aux yeux de tout le monde, que la malice de vos ennemis s'efforceroit en vain de les cacher; n'est-ce pas d'entre vous que le Roy, Monsieur, Mademoiselle de France, Mademoiselle d'Orleans, & Madame de Guyse, ont tiré les Medecins qui servent actuellement prés de leurs personnes, dans la qualité de premiers, ou dans celle d'ordinaires, & n'estes vous pas vous mêmes ceux à qui l'on a recours dans le public, pour secourir les malades qui ont été abandonnés, par ceux qui font consister toute la Medecine en trois ou quatre remedes, qu'ils prescri-

vent si indifferemment & si dangereusement en toutes occasions: en un mot n'est ce pas par vos observations & par vos experiences, qu'on a fait tant de découvertes utiles dans l'Anatomie, dans la Chymie, & generalement dans toutes les parties de la Medecine, où l'erreur & la confusion triomphoient, avant les importantes reformations que vous y avez faites.

Mais quels autres avantages le public ne tireroit il point de vôtre part, si l'envie ne s'opposoit pas avec autant de passion que d'injustice, à vos entrées dans les lieux où elle a du credit, au progrez de vos recherches, à l'Impression de vos Livres, à vos conferences publiques, & aux exercices de charité que vous pratiquez en faveur des pauvres: certainement on verroit bien-tôt la Medecine dans ce haut point de perfection si desiré de tout le monde, & si peu recherché de tant de Medecins, qui par une non-chalance punissable, se laissent emporter au torrent des maximes d'usage, & qui par une une barbarie odieuse, oublient ce qu'ils doivent à Dieu au prochain & à eux-mêmes, pour sacrifier à leur avarice & à leur ambition, ceux qui par une confiance aveugle, s'abandonnent à leur fatale & indiscrete pratique.

Mais pour ne pas entrer plus avant dans ce parallele, & pour ne point irriter des gens, dont les atteintes sont toûjours aussi dangereusement que malicieusement premeditées, je dois rentrer dans mes premiers mouvemens, pour vous aßûrer, que personne ne peut être avec plus de veneration & plus d'ardeur que moy,

MESSIEURS,

Vôtre tres humble
& tres obeïßant
Serviteur.

DE BLEGNY.

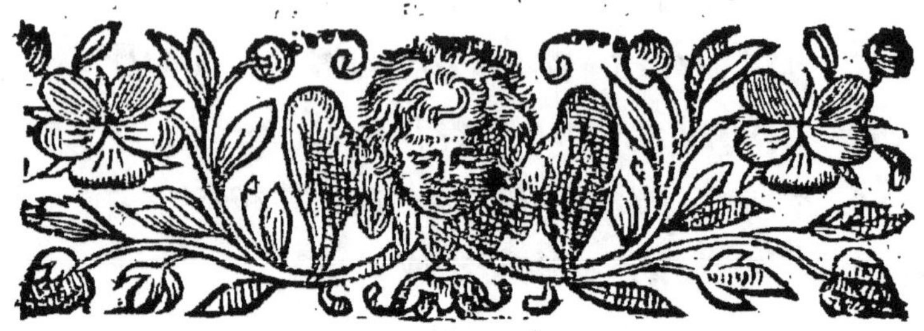

AVERTISSEMENT.

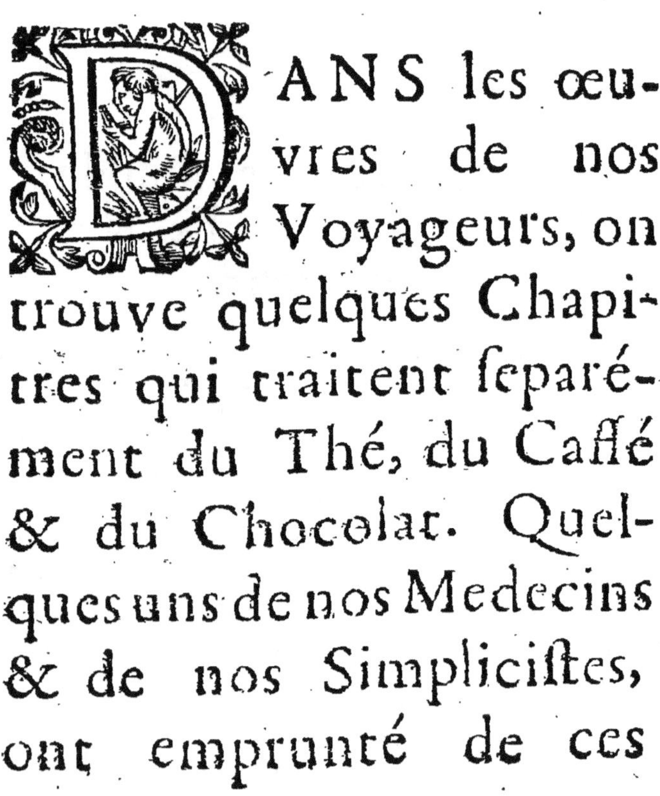

DANS les œuvres de nos Voyageurs, on trouve quelques Chapitres qui traitent ſeparément du Thé, du Caffé & du Chocolat. Quelques uns de nos Medecins & de nos Simpliciſtes, ont emprunté de ces

Auteurs, les Relations & les Figures qu'ils avoient données sur ces Matiéres, y ajoûtant même quelques observations Medecinales; & Monsieur Sylvestre du Four Marchand à Lyon, se donna la peine il y a environ quinze années, de donner au Public une compilation de ces relations & de ces observations, qu'il vient de faire imprimer en seconde Edition, ce qui peut passer pour un ouvrage assez complet.

Il m'a semblé neanmoins que cette matiere n'étoit pas épuisée, & que du moins elle devoit être examinée & expliquée plus Physiquement, c'est ce que je me suis proposé de faire, & c'est ce qui m'oblige de donner cet essay au Public, qui n'est proprement que le projet d'une histoire plus complete, à laquelle je ne pourray donner la derniere main, qu'aprés avoir reçû des Sçavans, la grace de me communiquer leurs obſervations.

Ce projet donc ne doit être conſideré, que comme une ſimple expoſition des principes, ſur leſquels je travailleray plus ſerieuſement dans un autre temps ; mais qui ne laiſſera pas d'avoir des-à-preſent ſes utilités, puis qu'aprés avoir donné une idée aſſez diſtincte de la nature des choſes qui en font le ſujet, je paſſe juſqu'au bon uſage qu'on en doit faire, pour conſerver la ſanté lors qu'on la poſſede, & pour la reparer lors qu'on a eu le malheur de la perdre. Au ſurplus on trouvera auſſi dans cet opuſcule diverſes utencilles & commoditez de nouvelle invention, qui ſatisferont apparemment la curioſité des Lecteurs,

AVIS.

L'AUTEUR ne craint pas d'avertir, qu'il travaille actuellement à l'histoire naturelle du Tabac, car quand il seroit prevenu sur cet article, il auroit toûjours dequoy encherir sur tout ce qu'on en pourra dire, aussi bien que sur ce qu'en a déja dit Monsieur de Prade, ayant en main des observations & des experiences qui luy sont absolument particulieres. Cependant il prie les Curieux de luy communiquer celles qu'ils peuvent avoir faites sur cette matiere, saçhant bien qu'un seul homme ne peut pas tout observer sur quelque sujet que ce soit.

APPROBATION de Monſieur Falconnet, Conſeiller Medecin ordinaire du Roy, Doyen du College des Medecins, & ancien Eſchevin de la Ville de Lion.

LEs Ouvrages de Monſieur DE BLEGNY, ayant eu toute l'eſtime & toute l'approbation qu'il en pouvoit attendre, il n'en doit pas moins eſperer du Livre qu'il a composé ſur l'Uſage du Thé, du Caffé & du Chocolat, & ayant eû ordre de Monſeigneur le Chancelier de l'examiner, Nous l'avons approuvé & nous l'avons jugé neceſſaire au public, qui tirera ſans doute beaucoup d'utilité, des nouvelles & curieuſes recherches qui s'y rencontrent, cét Auteur ayant découvert avec beaucoup d'eſprit & de clarté, pluſieurs particularités également importantes pour la ſanté, & agréables pour l'uſage. DONNE' à Lion, le 18. Juin 1686.

Signé, FALCONNET.

EXTRAIT DU Privilege du Roy.

PAR grace & Privilege du Roy, donné à Versailles le 29. Juin 1686. il est permis à Thomas Amaulry Marchand Libraire à Lyon, d'imprimer ou faire imprimer, vendre & debiter par tout le Royaume, un Traité du *Thé, du Caffé & du Chocolat*, composé par NICOLAS DE BLEGNY, Conseiller, Medecin ordinaire de Monsieur, avec défenses à tous Libraires, Imprimeurs, & autres, d'Imprimer, faire Imprimer vendre & diſtribuër ledit Livre, ſous quelque pretexte que ce ſoit, même d'impreſſion étrangere & autrement, ſans le conſentement dudit exposant, ou de ſes ayant cauſes, ſur peine de confiſcation des exemplaires contrefaits, mil livres d'amandes, dépens, dommages & interêts, ainſi qu'il eſt plus amplement porté par les Lettres de Privilége.

Regiſtré ſur le Livre de la Communauté des Libraires &

Imprimeurs de Paris, le 30. Iuillet 1686. suivant l'Arrest du Parlement du 8. Avril 1653. & celuy du Conseil privé du Roy du 27. Février 1665. Signé,

ANGOT, Sindic.

Ledit Sieur AMAULRY, a cedé & transporté le susdit Privilége audit S[r] DE BLEGNY pour en joüir suivant l'accord fait entr'eux.

Imprimé aux dépens de l'Auteur.

Achevé d'imprimer pour la premiere fois le 1. Decembre 1686.

LE

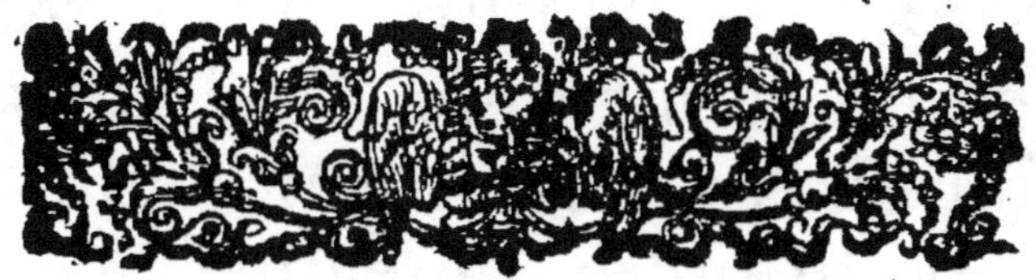

LE BON USAGE DU THE', DU CAFFE', ET DU CHOCOLAT.

PREMIERE PARTIE

Traitant de la Nature, des proprietés & de l'usage du Thé.

CHAPITRE I.

De la forme exterieure du Thé, des lieux où on le cultive, & de ses differentes dénominations.

ON donne ici le nom de Thé, à une petite feüille desseichée qu'on nous apporte des Indes Orientales, & encore à la teinture de cette feüille, dont on fait une boiſſon aſſés agreable par l'addition du ſucre. Quelques Auteurs comparent cette feüille à celle du Sumach dont ils veulent que ce ſoit une eſpéce; mais comme on ſçait que la plante qui la produit n'eſt qu'un arbriſſeau, quelques autres l'ont cõparée avec plus de raiſon au Piment Royal, qu'on nomme en latin *Chamæleagnus* où *Myrtus Brabantica*; puiſque les fleurs de cét arbriſſeau ſont dentelées, amêres, & odorantes comme celles du Thé; je ne voudrois pas dire neanmoins que c'en ſoit une eſpéce, mais je ne voudrois pas auſſi conclure avec Monſieur du Four, qu'il doit être neceſſairement d'une nature differente, par cette seule raison qu'on le fait entrer dans la biére qui enyvre, & qu'au contraire une des proprietés plus essentielles du Thé est de des-enyvrer; car pour détruire l'objection de Monsieur du Four, c'est assés de dire qu'étant en Angleterre, j'ay pris plaisir a faire faire de la Biére seulement avec de l'Orge & du Thé, qui étoit à la verité infiniment plus agréables que celle qu'on prepare en Flandres avec le piment Royal, mais qui avec cette delicatesse de goût, ne laissoit pas d'enyvrer plus puissamment.

En effet si Monsieur du Four eût proposé cet objection à des Phisiciens avant que de la publier, il auroit apris qu'elle peut d'autant moins subsister, qu'entre une simple infusion & une liqueur fermentée, il y a cette difference, que l'infusion retient toûjours les qualités des ingrediens qui luy servent de matiere, & qu'au contraire une liqueur ne sçauroit soûtenir la fermentation, sans devenir differente de ce qu'elle étoit auparavant ; mais aprés tout, ces comparaisons de plantes me paroissent d'autant plus inutiles, qu'entre certaines espéces de nos plantes que nous raportons a un même genre, & que nous comprenons sous un même nom, il y a de notables differences dans leurs proprietez ; tellement que quand il seroit vray que nous aurions ici une sorte de Thé, il seroit d'autant plus different de celuy qu'on nous apporte des Indes, qu'outre la difference qui se trouveroit dans les espéces par rapport à la forme, il y auroit encore celle qui doit necessairement resulter de la diversité des climats : c'est pourquoy je ne m'arresteray pas à rapporter icy, ce qui a fait croire à quelques Auteurs qu'on pouvoit encore prendre pour des espéces de Thé, la Betoine & quelqu'autres plantes qui ont les feüilles dentelées, leurs reflexions n'étant à mon sens d'aucune consideration.

Mais je ne dois pas me dispenser, de marquer les differences qui se trouvent dans le Thé même, que nos negocians tirent du Japon & de la Chine, car celui que les Japonnois cultivent & qu'ils nomment *cha* ou *tcha* ou encore *tcha* est d'un verd clair & jaunâtre, & d'une odeur si douce qu'elle tire en quelque sorte à celle de la violette, ce qui fait que ceux même d'entre eux qui le négocient avec les Chinois, le nomment assés ordinairemens fleurs de *cha* ou *tcha imperial*; c'est sans doute par cette raison & à cause de sa cherté excessive, que Monsieur Tavernier a pensé, que cette espéce de Thé étoit veritablement de pures fleurs deseichées, mais c'est un fait sur lequel je me suis éclairci étant à Londres, avec plusieurs Marchands Hollandois qui pratiquent le commerce du Thé, & qui ont fait plusieurs fois le voyage des Indes Orientales, ayant appris d'eux que les Chinois & les Japonnois font tant d'état de nôtre saulge, & des autres denrées qui leurs viennent de l'Europe, que pour les avoir par échange, il presentent toûjours à nos Marchands tous ce qu'ils ont de plus exquis, & que cependant il ne leurs ont jamais presenté de ces pretenduës fleurs de Thé.

Ce n'est pas que l'arbrisseau qui produit les feüilles de Thé, ne produise aussi une sorte de fleur jaunâtre, & à ce qu'on croit semblable à celle du sumach, mais il est certain que cette fleur n'a jamais été negotiée, & il est probable d'ailleurs qu'elle ne rendroit pas une teinture verte, ou que du moins le verd de cette teinture, seroit plus clair & plus jaunâtre que celuy de la teinture que donne le Thé de la Chine, ce qui s'accorderoit encore moins avec les sentimens de Monsieur Tavernier, qui nous a voulu faire entendre que la fleur de *cha*, donnoit plus de verd a sa teinture que le Thé dont on use à la Chine.

Mais quoy que ce qu'on nomme fleurs de *cha*, ne soit veritablement que la feüille du plus fin Thé du Japon, il est certain que sa teinture est infiniment plus agreable que celle du meilleur Thé de la Chine, & qu'aussi il se vend comme dit Monsieur Tavernier à un si haut prix dans le pays même, qu'il y a lieu de croire que nos Marchands ne s'en chargeroient pas, s'ils êtoient obligés de l'achepter au comptant; mais il est certain que par leurs échanges ils en ont du plus excellent qui leur coûte assés peu, pour le donner icy a beaucoup meilleur marché que les Marchands mêmes du Japon, & pour faire neanmoins un gain tres-considerable dans ce commerce.

Pour revenir maintenant à la distinction que je veux établir, je dois faire remarquer que le Thé de la Chine a ses feüilles plus grandes, d'un verd plus brun, & d'une odeur beaucoup moins agréable que le *cha* du Japon, aussi la teinture de ce Thé est-elle plus verte & beaucoup moins plaisante, en sorte même que l'infusion du plus commun, a un goût qui approche en quelque sorte de celle du sené. A tout prendre, il y a neanmoins assés de rapport entre l'arbrisseau qui produit le *cha* du Japon, & celuy qui fournit le Thé de la Chine, pour s'en faire une idée suffisante par l'inspection de la figure qui est à la page qui suit.

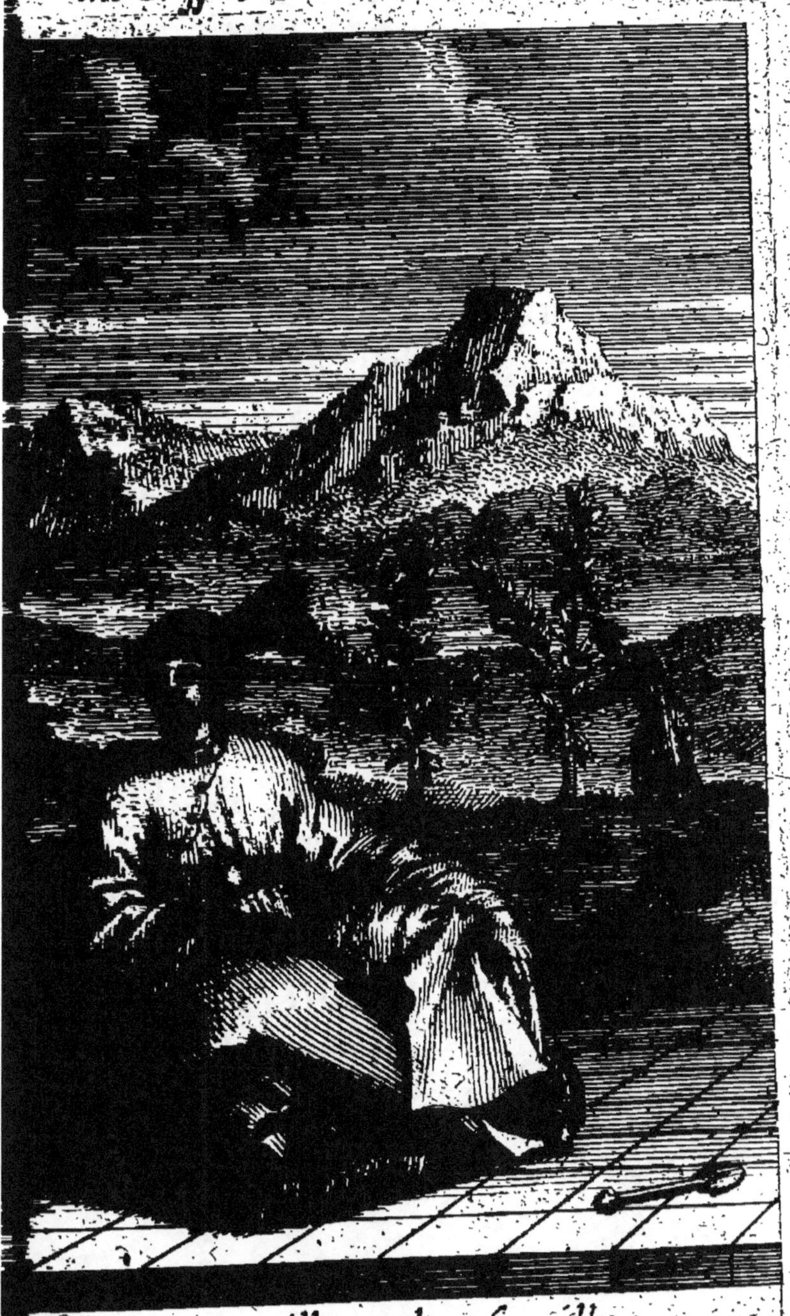

Chinois cueillant les fueilles et buuant la liqueur de Thé.

L'Autheur des Ambaſſades de la Chine, dit que cét arbriſſeau eſt à peu prés de la hauteur de nos roſiers & de nos groſeliers, que ſa ſemence qui eſt noirâtre étant jettée en terre, produit dans l'eſpace de trois ans, des plantes qui ſont de rapport, & dont on cueïlle au printemps les premieres & les plus tendres feüilles, qui ſont longuettes, pointuës & dentelées, qui ſe deſſeichent & qui s'apelotonent ſeparement, en les faiſant chauffer à petit feu dans un vaiſſeau propre à cet effet, & les envelopant enſuite dans un matelas de la plus fine toile de coton, avec lequel il les remuent & les agitent d'une façon propre à les ployer & a les entortiller, les faiſant chauffer, les envelopant & les remuant autant de fois qu'il eſt neceſſaire, pour être bien deſſeichées & bien entortillées, ce qui les rend propres au commerce, pour lequel on les conſerve dans des vaſes d'Etain, qu'on bouche & qu'on ſcele tres-exactement.

Si l'on en croit cét Auteur on pourroit eſperer de cultiver cét arbriſſeau, dans les endroits de l'Europe où l'hyver ſe fait conſiderablement reſſentir: car il aſſûre que la neige ny la gelée ne peuvent point empêcher qu'on n'en faſſe tous les ans une copieuſe recolte; c'eſt pourquoy ayant formé le deſſein d'en faire l'eſſay, je priay tres-inſtamment un

Marchand qui devoit faire voile aux Indes l'année derniere, de m'apporter de cette graine noirâtre conservée avec toute la precaution possible, ce qu'il me promit de faire sous l'esperance de la recompense que je luy proposay ; s'il me tient parole je suivray mon dessein, & je feray part au public de tout qu'il y aura de remarquable dans cette épreuve, dont le succés est cependant d'autant moins assûré, que plusieurs Auteurs assûrent que le *cha* du Japon & le Thé des Indes, ne se cultivent pas à beaucoup prés dans toute l'étenduë de ces deux grands pays ; mais seulement dans quelqu'unes de leurs provinces Il semble neanmoins par les obſervations medecinales de Tulpius Medecin Hollandois, qu'on en cultive auſſi depuis quelques temps dans le Royaume de Siam, c'eſt ſurquoy nous pourons avoir quelques éclairciſſemens par les Ambaſſadeurs qui en ſont partys, & qui ſe doivent rendre inceſſament auprés du Roy, pour complimenter & pour faire de riches preſens à ſa Majeſté de la part de leur Souverain, qui a déja marqué avec tant d'éclat par des Ambaſſades precedentes, l'extrême veneration qu'il a, pour les heroïques vertus de nôtre incomparable Monarque.

CHAPITRE II.

Du choix & des differens prix du Thé.

LA diſtinction qu'on a dû faire dans le chapitre precedent, entre le Thé du Japon & celuy de la Chine, ne doit pas faire croire que quand il s'agit de choiſir du Thé en Europe, on doive ſe mettre fort en peine, des lieux d'où les Marchands ont tiré leur differentes eſpéces de Thé, non ſeulement parce que celuy du Japon ſe tranſporte ſouvent à la Chine, & que reciproquement celuy de la Chine eſt aſſés ordinairement envoyé au Japon, mais encore par

par cette raiſon plus eſſentielle, que le moindre Thé du Japon, ne vaut pas à beaucoup prés le meilleur Thé de la Chine, qui n'eſt inferieur qu'à cét excellent Thé du Japon, qu'on celebre & qu'on diſtingue de tout autre par le nom de fleurs de *cha* , comme on appelle fleurs de Rhetorique les plus élegantes & les plus excellentes façons de parler; c'eſt pourquoy on obſervera aſſés de precaution dans le choix du Thé , lors qu'on s'attachera à diſtinguer ſes degrés de bonté par les obſervations qui ſuivent.

Le meilleur & le plus excellent Thé, a la plupart de ſes feüilles petites & delicates. Si on les obſerve peu aprés qu'elles se sont dilatées dans l'eau chaude, on verra qu'elles auront repris leur premiere verdeur, & aprés une infusion suffisante, on trouvera qu'elles auront donné a l'eau une teinture d'un jaune clair & verdâtre, d'un gout & d'une odeur si agreable, qu'il semble que la violette & l'ambre même y ayent quelque part, ce qu'on apperçoit encore lors même qu'on approche ses feüilles du nés, ou qu'on les mâche avant que d'avoir été mises en infusion, n'ayant qu'une mediocre amertume & qu'une legere astriction.

Au contraire le plus méchant Thé, a ses feüilles considerablement plus grandes &

plus épaisses, & qui demeurent d'un brun enfoncé. Aprés même qu'elles se sont dilatées dans l'eau chaude, elles n'ont presque point d'odeur, & l'on découvre par la langue qu'elles ont beaucoup d'amertume & d'astriction. Elles rendent une teinture rousse qui est d'autant plus désagreable à l'odorat & au goût, qu'elle approche en quelque sorte de celle du sené, & qu'une forte dose de sucre ne la sçauroit corriger.

Aprés ces remarques qui distinguent trés-précisement le plus excellent Thé du plus commun, on n'aura pas de peine à reconnoistre les differens degrés de mediocrité, qui se peuvent rencontrer dans toutes les autres espéces de Thé, qui ne peuvent être differentes ny entre elles n'y par rapport au deux espéces qui viennent d'être designées, que dans le plus ou le moins des bonnes ou des méchantes qualités de ces espéces, ce qui établit toutes les differences qu'on peut trouver dans les divers prix du Thé.

Ces differences sont d'autant plus considerables, que Mr. Tavernier nous assûre, que la fleur de *cha* se vend jusques à cinq cens francs la livre dans le Japon même, & qu'on sçait neanmoins qu'on en trouve de la Chine à cinq ou six francs, cepēdant il est du moins certain que les Chinois même achettent assés ordinairement cette fleur de *cha* des Marchands du Japon, jusques à cent, cent cinquante & deux cens francs la livre, & c'est ce qui authorise nos Marchands a la vendre icy à peu prés sur le même pied, quoy qu'ils la pouroient donner à beaucoup meilleur marché, les Japonnois & les Chinois mêmes, l'échangeant toûjours volontiers poid pour poid, & quelquefois encore plus advantageusement, contre les feüilles de nôtre saulge, en laquelle ils trouvent de tres-grandes vertus. Pour ce qui est du Thé commun ils en ont ordinairement cent livres pour dix livres de saulge, & c'est pour cela qu'en le donnant en gros à six francs la livre, ils ne laissent pas d'y gagner beaucoup.

Ordinairement il ne se chargent que de ces deux espéces de Thé; mais ils en font ensuite par un mélange differend, un grand nombre d'autres espéces, selon qu'ils ajoûtent au Thé commun plus ou moins de fleurs de *cha* : & c'est d'où vient qu'outre les prix qui viennent d'être marqués, on trouve encore du Thé à 10, 20, 30, 40, 50, 60, & 80. francs la livre.

C'est encore par cette raison, qu'on trouve tant de differences dans la grandeur, & dans la consistance des feüilles d'une même sorte de Thé, mais il est vray neanmoins que souvent les trompeurs ont grand part à cette difference, en ajoûtant au vray Thé les feüilles dentelées de plusieurs de nos plantes ; en quoy il paroît qu'on ne sçauroit prendre trop de precaution lors qu'il s'agit de choisir le Thé. Cependant il est à remarquer que cette precaution ne doit pas toûjours s'étendre, jusques à refuser les parcelles menuës du bon Thé ; car il est assés ordinaire, que les plus delicates feüilles du Thé se brisent de la sorte, lors qu'il est remué par ceux qui le chargent.

On doit encore observer que souvent le plus excellent Thé, c'est à dire celuy même qu'on nomme fleurs de *cha*, degenere en Thé commun, pour avoir été trop long-temps gardé ou mal conservé, car dans cét état, encore que ses feüilles ayent conservé leur propre forme; son goût, son odeur & ses vertus se trouvent aneantiës, par la dissipation de ses parties subtiles & spiritueuses.

CHAPITRE III.

De la nature particuliere du Thé.

ENtre les qualités sensibles du Thë, son amertume & son astriction étant les plus considerables, je ne puis me dispenser de rapporter en premier lieu, les observations que j'ay dêja publiées dans mon livre du remede Anglois, & qui expliquent en general la nature

ture des drogues ameres, voicy donc a quoy ſe reduiſent ces obſervations. Les élemens des corps mixtes ſont les corpuſcules acides, liquides, ignées, étherés & terreſtres Entre ces corpuſcules, il n'y a que les acides qui ſoient en droit de piquer la langue, & il eſt certain que tous les amers la penêtre, en ſorte qu'ils y font vivement reſſentir leur action ; il faut donc conclure que les acides ſont tres dominans dans tous les mixtes qui ont de l'amertume.

Il faut obſerver maintenant, que les acides meſlés avec beaucoup de corpuſcules liquides, ne font que des liqueurs piquantes & diſſòluantes, comme les eſprits de ſel, de vitriol, d'alun &c. que joins à des corpuſcules ignées, ils ne font que des cauſtiques comme le ſublimé corroſif, l'eſprit de nitre, les pierres à cauteres &c. qu'intimement unis avec des particules ſulphurées & oleagineuſes, ils ne font que des mixtes fort doux comme le miel le ſucre &c. Il s'enſuit qu'il n'y a que les corpuſcules terreſtres, qui meſlés & incorporés avec eux en quantité proportionnelle, puiſſent faire la ſaveur amere ; & en effet plus dans un ſel il y a de terre plus il y a d'amertume, & au contraire plus il eſt depuré moins il eſt amer; c'eſt ainſi que le ſel marin diſſous à l'humide & enſuite filtré par le papier gris, n'a plus d'autre ſaveur que celle d'un eſprit acide, quoyqu'avant cette diſſolution & cette filtration, il fût conſiderablement amer.

Or comme entre les élemens que j'ay nommez, l'acide eſt le plus peſant & par conſequent le plus froid, & que ſi le terreſtre à moins de péſanteur que luy, & même que le liquide, il en a plus auſſi que l'Ignée & que l'etheré, on peut dire qu'il eſt temperé, c'eſt à dire d'une qualité mediocre entre les extremes, & qu'ainſi étant avec l'acide prédominant dans un mixte, il ne ſe peut que le mixte ne ſoit rafraîchiſſant, ou au moins fort propre à conſerver la juſte temperature de nôtre corps.

Mais parce qu'il n'y a point

d'amers simplement composés de corpuscules acides & terrestres, & qu'il en est dans lesquels ou les ignées ou les liquides entrent dans une quantité considerable, il en est aussi qui sont plus ou moins amers & même plus ou moins rafraîchissans & temperans. Or la seicheresse du Thé, nous fait comprendre qu'entre ses parties élémentaires, il n'y a presque point de corpuscules étherés n'y encore moins de liquides : pour ce qui est de son odeur elle nous découvre qu'il contient en soy des particules ignées volatiles & spitueuses, mais la douceur & la delicatesse de cette odeur, nous persuade en même temps que ces particules n'y sont que dans une mediocre quantité.

Ces choſes préſuppoſées, il ſeroit bien facile d'expliquer la nature particuliére du Thé, & les propriétés qui en dependent, car ayant pour parties ſurabondantes les acides, dont le propre eſt de coaguler les liqueurs plus ſubſtantielles comme le ſang le lait &c. & encore les alkalis ou corpuſcules terreſtres, qui en abſorbant l'humidité & l'onctuoſité qui relâchent les parties ſolides, reſſerrent & fortifient ces parties, il eſt de neceſſité que cette feüille ſoit conſidérablement ſtiptique & aſtringente. Si on conclut aprés cela qu'ayant auſſi des particules ignées volatiles & ſpiritueuſes, dans une quantité aſſés conſidérable pour ſe faire apercevoir par l'odorat, il doit neceſſairement reparer les eſprits & reſtituer les forces perduës, on aura pris une Idée auſſi juſte que generalle de la nature & des propriétés du Thé, ce qui doit ſuffire dans ce chapitre, où je ne pourois entrer dans le detail de ſes propriétés particulieres, ſans m'engager à faire dans les chapitres ſuivans une ennuieuſe repetition.

CHAPITRE IV.

Des differentes manieres de prendre le Thé.

AVant que de parler des vertus particulieres du Thé, j'ay dû m'expliquer ſur ſes proprietés generales, & tout de même avant que de traiter de l'uſage qu'on en doit faire dans les occaſions particulieres, je dois établir en general les differentes manieres d'en uſer,

Ces manieres ſont bien plus nombreuſes que bien des gens ne l'auroient pû penſer ; car outre l'habitude commune de le prendre en teinture, on peut auſſi uſer avec ſuccés de ſon eau diſtillée, de ſes ſels, de ſes ſirops, de ſa conſerve, de ſon extrait & de ſa fumée même.

Sa Teinture & ſon infuſion c'eſt la même choſe. C'eſt cette boiſſon que tout le monde connoît & qui eſt generalement nommée Thé, auſſi bien que la feüille dont elle eſt tirée. Sa preparation eſt tres-facile, il suffit de faire boüillir dans un vaisseau propre à cét effet, autant d'eau qu'on veut avoir de teinture, & de la tirer du feu quand elle boult, pour y jetter les feüilles de Thé en quantité proportionelle, couvrant ensuite le vaisseau, & laissant ainsi le Thé en infusion durant la troisiéme partie d'un quart d'heure, pendant lequel temps les feüilles de Thé s'affaissent au fond du vaisseau à mesure que l'eau en extrait la teinture, en sorte qu'elle se trouve entierement precipitée, lors qu'il s'agit de verser la liqueur dans les tasses, chiques ou gobelets qui servent à la boire.

La forme des vaisseaux à faire le Thé, est aussi diverse

qu'elle est indifferente, car il suffit qu'ils soient propres à resister au feu, & que leurs embouchures soient fermées par un couvercle bien juste, c'est pourquoy outre que toutes les sortes de caffetieres & de chocolatieres peuvent être employées à cét usage, on voit aux Indes & en Europe des pots particulierement destinés au Thé, dans la matiere & dans la forme desquels il se trouve une notable difference, c'est ce qu'on connoîtra mieux par la figure que j'ay fait representer icy, où l'on trouvera les formes qu'on donnent aux pots d'Argent, d'Etain ou de terre de la Chine.

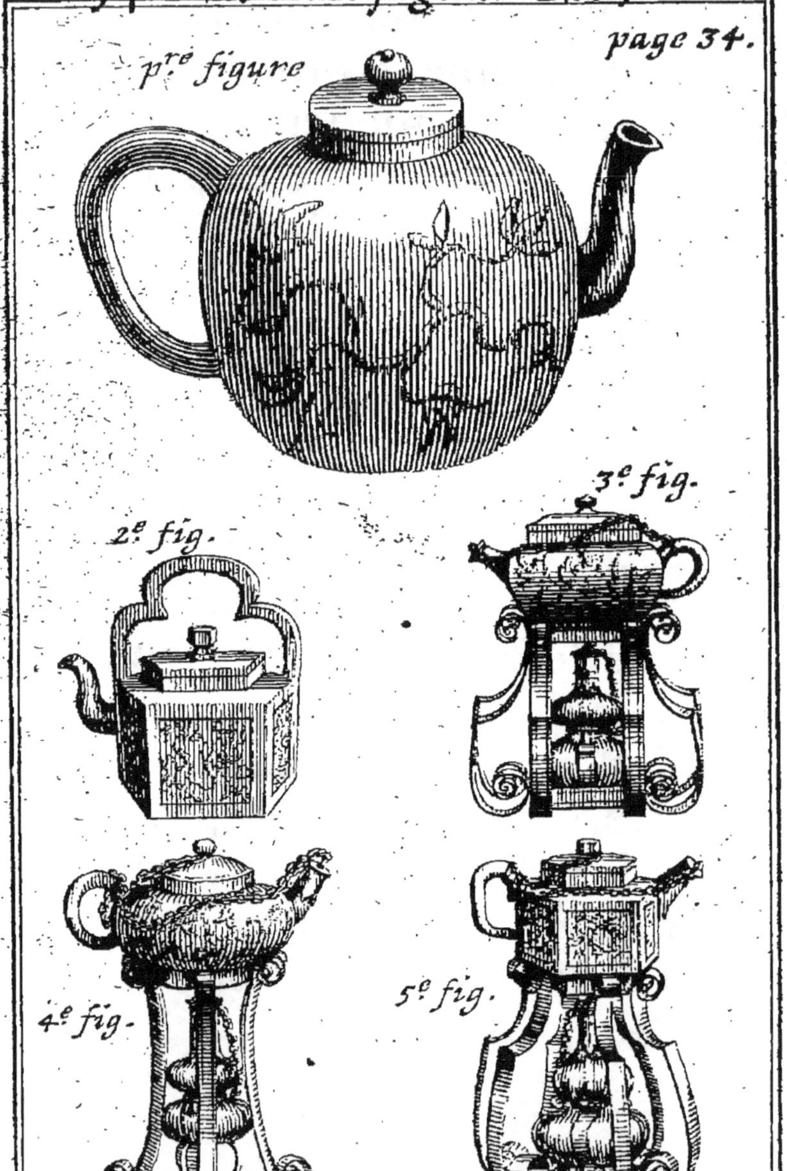

page 34.

pre figure

2e fig.

3e fig.

4e fig.

5e fig.

J. Hainzelman fec.

Pots a preparer le Thé.

La matiere & la forme des tasses à boire le Thé est pareillement diverse & indifferente ; neanmoins aux Indes & en Europe, il est assés ordinaire de preferer aux tasses ou gobelets d'Argent ou de quelque autre metal que ce soit, les chiques de porcelaines ou de fayance, par cette raison que leur bords ne brulent jamais les doigts, & que la façon de tenir ces chiques passe pour une espéce de bienseance. Ceux de qui cette façon est ignorée la trouveront representée à la premiere figure de ce traité.

Je ne dois pas ômettre de dire que la teinture de Thé doit être buë fort chaude, & même pendant sa premiere chaleur, car lors qu'elle a été refroidie & ensuite rechauffée, elle est aussi désagreable qu'inutile, tout de même que celle qu'on tire en deuxiéme lieu, des feüilles dont on a déja tiré la premiere teinture, qui ne peuvent servir dans cét état qu'à l'extraction de son sel fixe; c'est pourquoy ceux qui sont assez œconome pour ne vouloir rien perdre de leur Thé, & qui ne veullent pas s'attacher à l'extraction de son sel, feront mieux de suivre la maxime de quelque Japonnois, qui reduisent le Thé en poudre si subtile, qu'étant mis dans l'eau boüillante, il s'incorpore avec elle, en sorte que ce mélange ne semble faire qu'une simple teinture, qui n'eſt n'y plus chargée n'y plus déſagreable, que celle qui ſe fait par infuſion, ce qui eſt d'autant plus œconomique, que le Thé s'y met dans une quantité trois fois moindre, que celle de celuy qu'on fait ſimplement infuſer.

Pour revenir maintenant aux proportions qu'on doit garder, lors qu'on prépare la teinture ordinaire du Thé, on ſçait qu'elle doit être differente, ſelon qu'on veut cette teinture plus ou moins chargée, mais à mon égard comme je ſçay par experience qu'elle ne le doit être que fort médiocrement pour être auſſi ſalubre qu'agreable, je tiens que ſur quatre grandes taſſes d'eau, qui pouroient faire environ ſix moyennes chiques de boiſſon, on ne doit mettre au plus qu'une dragme de Thé, & à proportion pour une moindre quantité de Teinture.

Il eſt aſſés ordinaire à ceux qui ne craignent pas l'amertume de boire cette teinture ſans addition, pretendant par cét uſage la rendre plus efficace, & j'ay obſervé qu'en effet elle a beaucoup plus d'aſtriction : mais c'eſt un excés qui fait des altérations nuiſibles & que je ne ſaurois approuver ; je ſuis donc en cela pour l'uſage plus ordinaire, qui veut que dans une mediocre taſſe de boiſſon, on ajoûte une bonne pinſée de ſucre en poudre, & pour encherir même ſur cét uſage, j'ay inſinué a bien des gens, l'habitude de ſubſtituer au ſucre les ſirops dont il ſera parlé cy aprés.

Quoyque l'uſage de l'eau diſtillée de Thé, ſoit d'autant plus rare, que je crois être le ſeul Medecin qui l'aye miſe en pratique, elle ne laiſſe pas d'avoir des propriétés admirables, tant par rapport au vertus du Thé qui en fait la principale matiere, qu'à cauſe de l'ambre & du Cardamome que j'y fais ajoûter, & qui la rendent cordiale & digeſtive.

Quand à ce qui concerne les ſels de Thé, la Medecine ne nous-en fournit point de plus generalement utiles, puiſqu'ils ſont également efficaces pour lever les obſtructions, pour diſſoudre les humeurs coagulées, pour amortir les levains, & pour abaisser les vapeurs contre nature. Ces sels sont au nombre de deux, sçavoir l'essentiel & le fixe; je donneray bien-tost la maniere d'extraire le premier, en publiant dans le Journal de Medecine, le secret de tirer les sels essentiels de toutes espéces de plantes seches, & à l'égard du deuxiéme, je le fais preparer comme tous les autres sels fixes; c'est à dire par incineration, l'exivation, filtration, évaporation, & coagulation, & pour œconomiser sur cét article, je fais rechercher dans tous lés Caffez de Londres, le Thé dont on a tiré la teinture, qui ne coûte presque rien à mes correspondans, & qui ne laisse

laisse pas d'être aussi propre à l'extraction du sel fixe, que celuy qui n'auroit pas encore servy.

Pour ce qui est des sirops de Thé de mon invention, je les distingue en sirop simple, & sirop Febrifuge; le simple est preparé avec la teinture du Thé ambrée, & le febrifuge avec les sels dont il vient d'être parlé, & encore avec ceux que je fais extraire du Caffé, & du cacao; il sera parlé en d'autres endroits de l'usage qu'on doit faire de ces sirops.

Pour ce qui est de la conserve de Thé, elle est en forme de tablettes qui se composent avec le sucre fin ambré, & les feüilles de Thé reduites en poudre impalpable; on les peut manger telles qu'elles sont avec plaisir, où en faire sur le champ une fort agréable boisson, en les dissoluant dans l'eau boüillante, où il ne faut ajoûter n'y sucre n'y sirop, ce qui fait une espéce de teinture beaucoup plus cordiale que la teinture commune.

Je diray peu de chose en cét endroit de l'extrait de Thé, qui n'est que le residu de l'evaporation d'une bonne quantité de sa teinture, mais qui ne laisse pas que d'avoir des utilités comme il sera dit cy-aprés.

Reste a parler de la fumée de Thé, que plusieurs prennent plaisir à recevoir par la bouche comme on fait celle du Tabac, aprés avoir allumé les feüilles de Thé dans l'embouchure d'une pipe, ce qui fortifie le cerveau autant que le tabac l'affoiblit.

CHAPITRE V.

Des vertus particulieres du Thé.

APrés avoir expliqué la nature du Thé, & avoir donné une idée generale de ses proprietés, je dois maintenant appliquer ces observations generales, aux effets particuliers qui resultent de son action ; & comme entre ces effets le plus considerable & le plus universellement connu, est celuy de rendre supportables, les veilles que la nature ne pouroit soûtenir sans accablement ; il est juste que je commence par l'explication de ce phœnomene. Pour le mettre dans toute l'evidence qu'on peut souhaitter ; Il est-a-propos de rapporter icy, les observations que j'ay communiquées au public sur les causes de la veille & du sommeil, dans l'histoire naturelle de l'opium, qui a été ajoutée à la discription du remede Anglois ; voicy comment je m'en suis expliqué.

L'état de l'homme qu'on nomme veille, & dans lequel le corps est capable de toutes les fonctions qui dependent de la volonté, ne subsiste que par un écoulement continuel des esprits animaux dans tous les nerfs, & par consequent dans ceux qui constituent les organes des sens, si bien que la diſſipation de ces mêmes eſprits, & tout empêchement formé à leur paſſage, ſont les cauſes du ſommeil, qu'on peut définir, une diſpoſition en laquelle les ſens exterieurs ſont aſſoupis, au point d'être incapables des perceptions qu'ils donnent a l'ame, & en laquelle toutes les autres parties du corps ſont affoiblies, relâchées, & impropres à toutes les actions volontaires auſquelles la nature les a deſtinées : car le ſommeil eſt toûjours imparfait en ceux qui ont les yeux ouverts, qui marchent, ou qui font toutes autres ſortes de fonctions en dormant, qui ſemblent être dependantes de la volonté, puiſqu'elles ſuppoſent le gonflement, la force, en un mot le mouvement des nerfs, qu'on ne peut raporter qu'à celuy des esprits dont ils sont alors enetrés & occupés.

Cela supposé, il ne sera pas difficile de comprendre, pourquoy on s'endort naturellement aprés un rude travail ou aprés une longue veille; car comme ces deux choses dissipent beaucoup d'esprits, il s'en trouve à la fin une trop petite quantité pour remplir tous les nerfs, pour soutenir le corps, & pour le rendre propre à la sensation & au mouvement; de telle sorte qu'il demeure comme nécessairement immobile & insensible, jusqu'à ce que le sang depuré & subtilisé par une nouvelle circulation, aye deposé dans le cerveau une quantité d'esprits équivalente, à celle de la dissipation qui devoit être reparée.

On peut expliquer avec la même facilité, l'assoupissement qui est si ordinaire pendant la digestion des alimens ; car comme elle ne se peut faire sans qu'il en resulte des vapeurs qui montent au cerveau, qui embarassent les esprits, & qui font une espéce d'obstruction aux embouchures des nerfs, ce n'est pas merveille si les extremités du corps demeurent languides, foibles & assoupiës, puisqu'elles ne peuvent être robustes & propres à leurs fonctions, si l'influence des esprits vers elles, n'est continuelle & abondante.

Si aprés ces observations, on reflechit sur ce que j'ay dit de la nature du Thé, on comprendra tres-facilement comment il peut empêcher le sommeil & rendre la veille suportable, car son amertume le rendant fixatif & astringent, il doit en amortissant les levains contre nature, & en resserrant l'orifice superieur de l'estomach interrompre l'elevation de toutes les sortes de vapeurs grossieres, qui pourroient embarasser les esprits & obstruer les nerfs, & ayant d'ailleurs beaucoup de parties tres-volatiles & spiritueuses, il doit promptement reparer les esprits animaux, qui ont été dissipés par le travail & par la veille, & causer par consequent

quent une nouvelle influence de ces esprits dans le nerfs qui restituent à toutes les parties, la puissance d'executer de nouveau les fonctions de l'ame sensitive.

On doit conclure tout de même, que le Thé en detruisant les levains, en arrêtant les fermentations contre nature, en rectifiant la digestion, en absorbant les humidités superfluës, & en prevenant la generation des crudités, doit survenir à toutes les maladies de la tête, de l'Estomach, & des intestins, & par consequent à la cephalée, à la migraine, aux catharres, aux fluxions particulieres, aux maladies soporeuses, & encore a toutes les indispositions qui ſont les ſuittes de la debauche & de l'incontinence ; c'eſt pourquoy rien n'eſt plus rare à la Chine & au Japon, que des gens tourmentés de goutte & de gravelle, où ſurpris d'Apoplexie, d'Epilepſie & de paralyſie.

Au ſurplus, on ſçait par experience que les ſimples qui abondent aſſés en parties volatiles & ſpiritueuſes pour être odorans, ſont cordiaux & diûretiques ; c'eſt pourquoy on ne doit pas douter que le Thé ne puiſſe être fort propre à depurer la maſſe ſanguinaire, à rectifier ſon mouvement, & à n'ettoyer ſes Filtres, doù vient qu'il remedie aux palpitations dù cœur, à l'embarras des poulmons, à l'erosion de leurs vaisseaux, aux fiévres intermitantes, & à la colique Nephretique.

Reste à dire, que quand on prend le Thé seulement comme aliment & par regal, ou à dessein de conserver la santé, & de prevenir les maladies dont il vient d'être parlé; son usage est si arbitraire & si indifferent, qu'on le peut prendre sans inconvenient, à la quantité que l'appetit peut suggerer & indistinctement en tout temps, si ce n'est lors qu'on veut s'abandonner au sommeil: mais lors qu'on en use à dessein de se delivrer de quelques indispositions, il est bon d'observer ce qui sera cy-aprés remarqué.

Lors qu'il s'agit d'appaiser

quelques douleurs de tête, ou d'arrêter quelque fluxion que ce soit, on doit toûjours mettre en place de sucre dans chaque prise de Thé, une cueillerée de sirop de vanilles, dont je donneray la description dans la troisiéme partie de ce livre.

Ce même sirop, ou a son deffaut celuy de capilaires sera preferé au sucre, dans les inflâmations des poulmons, dans les palpitations de cœur, & dans les autres maladies de la poitrine, & l'on fera bien dans ces occasions de faire infuser le Thé, dans le lait de vache boüillant & un peu écremé.

Pour remedier aux flux de ventre, à la dissenterie, aux corruptions qui engendrent des-vers, & generalement à toutes les maladies dependantes de l'indigestion, il sera bon de mettre dans chaque tasse de boisson une ou deux gouttes d'essence d'ambre, ou à son deffaut d'essence de canelle, & de substituer au sucre le sirop de fleurs d'oranges, ou à son deffaut celuy de grenades.

Contre la goutte & contre la colique Nephretique, le sirop de Caffé doit être preferé, il en sera parlé dans la deuxiéme partie de ce livre.

Enfin contre les fiévres intermittantes, on employera avec succés, le sirop febrifuge dont je prescriray l'usage dans le chapitre suivant.

CHAPITRE VI.

Du sirop de Thé Febrifuge.

LE travail dans lequel je m'engageay en 1682. pour connoître par une analyse exacte, la nature & les propriétés du Thé, du Caffé, & du Cacao, me fit trouver un nouveau moyen pour tirer les sels essentiels des plantes desseichées, ce qui me donna lieu d'observer, que ceux qu'on peut tirer de ces trois simples, étant reünis avec leurs autres principes, composoient un remede également facile, prompt, & assûré, pour la guerison de toutes les espéces de fiévres intermittantes ; j'en fis alors des épreuves qui eurent tout le succés qu'on pouvoit souhaitter, & contant de cette découverte, j'étois prêt à la publier dans le Journal de Medecine, lors que des adversaires jaloux, firent suspendre l'impression de ce Journal par un arrest surpris, qui n'avoit pour fondement que des suppositions ; ce qui ne m'empêcha pas de travailler au bien public, & de faire distribuer cét excellent Febrifuge, par les artistes qui travaillent sous ma direction en conformité des intentions du Roy, à la recherche & verification des nouvelles découvertes de Medecine.

Les naturalistes qui sont assés experimentés pour juger des

mixtes par leurs qualités sensibles, n'auront pas de peine à croire que le Thé & le Caffé, qui ont un goût amer âpre & astringent, ayent une vertu Febrifuge, sur tout aprés avoir reflechy sur ce qui a été dit dans les chapitres precedens; mais il n'y a point de raisonnement détaché de l'experience, qui puisse nous faire presumer cette vertu dans le Cacao; c'est pourquoy sans m'engager dans des raisonnemens superflus, il seroit mieux de donner icy, la description du sirop dont il s'agit, & d'exhorter les artistes à le mettre à diverses épréuves; mais comme le plus grand mistere de sa preparation, consiste principalement en l'extraction des ſels eſſentiels dont je dois remettre la publication un a autre temps, il ſeroit inutile de donner quant-apreſent, un formule qui ne peut être executé, qu'aprés la revelation d'un ſecret que je me ſens obligé de reſerver. Cependant comme le ſirop dont il s'agit eſt déja fort renommé, & que nos artiſtes en font une ample diſtribution, je ne ſçaurois me diſpenſer de décrire icy, en quoy conſiſte le bon uſage qu'on en doit faire.

Pour cela je dois premierement faire obſerver, que la baze de ce ſirop peut être incorporée dans la conſerve de Thé, dans le ſirop de Caffé, ou dans la pâte de Chocolat ſans rien perdre de ſa vertu,

2 que dans le vin & dans toutes autres sortes de liqueurs fermentées elle n'a pas une efficacité suffisante, 3 qu'il n'y a aucuns sels n'y fixe ny essentiels plus stomachiques, plus temperans, & plus dissolvans que ceux qu'on tire à la fois du Thé, du Caffé, & du Cacao.

Le premier vsage que je fis de ces sels essentiels & fixes, fut de les ajoûter à un opiate cordial, que je donnois dans les maladies qui dependent de la dépravation du sang; mais je ne fûs pas long-temps sans m'appercevoir, qu'ils avoient rendu cét opiate en quelque sorte Febrifuge.

Cette observation me donna des vuës pour la reünion

de ces mêmes ſels, avec les principes actifs dont ils avoient été ſeparés ; c'eſt pourquoy je les joignit avec les extraits Philoſophiques de leurs propres ſujets, & j'incorporeray enſuitte le tout dans la pâte du Chocolat degraiſſé, de laquelle je fis former des tablettes dozées, auſquelles je donnay le nom de Chocolat Febrifuge.

Quoyque l'uſage de ces tablettes eût tout le ſuccés que je pouvois ſoühaitter, je jugeay a propos de reduire ce febrifuge ſous la forme de ſirop, pour en faciliter l'uſage. On peut prendre ce ſirop ſeul à la quantité d'une once pour chaque priſe, & on peut encore le mettre en même doſe en place de ſucre dans la boiſſon de Thé, dans celle de Caffé, ou dans celle de Chocolat ; ces diverſes manieres de le prendre étant d'autant plus indifferentes, qu'en le mettant dans ces trois ſortes de boiſſons, c'eſt toûjours reünir ces ſels avec leurs propres principes.

Cét excellent Febrifuge ne fixe pas ſimplement la matiere Febrile, car il depure tres-efficacement la maſſe sanguinaire, & degage puiſſamment les conduits qui ſervent à la filtration & à la diſtribution des humeurs, en pouſſant les impuretés & les ſuperfluités par les voyes plus commodes à la nature ; c'eſt ainſi qu'il debouche quelquesfois le ventre, qu'il décharge d'autrefois la bile par le vomissement, & qu'il pousse souvent la matiere morbifique par les urines, & plus ordinairement encore par les pores, en provoquant une sueur ou du moins une moiteur sensible.

Il n'y a rien de plus surprenant que les bons effêts qui resultent de ces évacuations; comme elles sont toûjours les suittes de l'action de chaque prise de ce Febrifuge, elles procurent si promptement & si heureusement la guerison souhaitteé, qu'aprés la troisieme prise, les fiévres tierces & doubles tierces se trouvent infailliblement terminées, & les quartes & doubles quartes aprés la ſixiéme, ce qui luy donne un fort grand avantage ſur tous les autres Febrifuges. Ceux qui en ont reſſenti le benefice, en rendront un témoignage qui paroitra moins ſuſpect que tout ce que j'en pourrois dire icy; mais en en tout cas il ſeroit facile de convaincre les plus incredules par mille experiences journalieres.

Dans les fiévres tierces & doubles tierces; la premiére priſe doit être donnée vingt heures aprés l'accez; & la ſeconde douze heures aprés la premiére, en ſuite dequoy il faut attendre le temps de l'accez, qui vient quelquefois, mais qui manque auſſi aſſés ordinairement aprés ces deux prises ; quoy qu'il en arrive il faut que le jour de l'accez suivant, le malade prenne le matin à son reveil la troisiéme prise, qui ne manque point de terminer le mal.

Pour les fiévres simples quartes, il faut prendre la premiére & la seconde prise du Febrifuge, dans le temps marqué au chapitre precedent, & la troisiéme le lendemain matin à jeun ; ce qu'il faudra repeter une seconde fois au respect du deuxiéme accez, vingt heures avant lequel on prendra la quatriéme prise, douze aprés la cinquiéme, & le lendemain la sixiéme, soit que l'accés soit venu à l'ordinaire, soit que le malade ait été exempt de fiévre.

Dans les fiévres doubles quartes, il faut commencer l'usage du Febrifuge le jour qu'on est sans fiévre, & prendre la premiére & la seconde prise comme il a été dit pour les autres, la troisiéme se prendra le lendemain deux heures aprés la fin du premier accés ; & le jour d'aprés le second accés, c'est à dire dans celuy d'intermission, on commencera à repeter ce qui aura été fait comme il vient d'être prescrit pour les quartes simples.

Enfin dans les triples quartes qui ont trois differends accez en trois jours consecutifs, il faudra commencer l'usage du Febrifuge deux heures aprés la fin du moindre des trois accez, & toûjours en en obſervant tant dans la premiére diſpenſation que dans la repetition, de prendre une nouvelle priſe deux heures aprés la fin de chaque accés, en ſorte que les ſix priſes neceſſaires pour la gueriſon, ſoient données en ſix jours conſecutifs, & à chaquefois deux heures aprés l'accés.

Que ſi dans les derniers jours le malade n'avoit plus d'accez, il ne laiſſeroit pas de regler le temps des derniéres priſes, ſur celuy auquel les accez manqués auroient dû finir.

Les femmes groſſes qui ont paſſé le troiſiéme mois, peuvent ſans aucun ſcrupule prendre le Febrifuge en même doſe; mais à l'égard de celles qui ſont encore dans le cours des trois premiers mois, comme il ſe pourroit faire que la nature ſe trouveroit diſpoſée à pouſſer la matiere febrile par le vomiſſement, & que l'Eſtomach ne peut être ſoulevé ſans ébranler la matrice, on ne leur en donnera que demie once pour chaque priſe; mais à condition de le réïterer, en telle ſorte que la conſommation du remede ſoit toûjours équivalente, c'eſt à dire qu'elle ſoit de ſix demies priſes pour les ſimples & doubles tierces, & de douze pour les quartes ſimples & compoſées, en obſervant les regles cy-devant preſcriptes, tant pour les premieres priſes que pour les repetitions.

Ce qui vient d'être prescrit pour les femmes qui sont dans les premiers mois de leur grossesse, convient pareillement aux enfans qui ont passé l'age de quatre ans ; mais à l'égard de ceux qui sont encore à la mammelle ou qui ne sont seurés que depuis un an ou environ, il est mieux de ne leur donner que deux ou trois gros de Febrifuge pour chaque prise.

Le Regime qui convient à ceux qui usent de ce remede, comprend des regles qui peuvent être reduites sous deux ordres differens : car les unes sont generalement vtiles dans l'usage de quelques Febrifuges que ce soit, & les autres regardent seulement la propre dispensation du sirop de Thé Febrifuge.

Les Regles du premier ordre, sont celles mêmes que j'ay prescrites dans mon traité de la guerison des fiévres ; voicy a quoy se reduisent les plus essentielles.

1. Le porc qui est fort indigeste & le veau qui est musilagineux & relachant, sont des viandes de l'usage desquelles il faut s'abstenir, ainsi que des autres de même qualité.

2. Les boüillons les tizanes les émulitions, les eaux de veau & de poulet, les liqueurs rafraichissantes à la glace, & generalement les choses actuellement ou potentiellement froides, affoiblissent la natu-

re, & énervent la vertu des Febrifuges.

3. On ne doit donner aucune nouriture ſolide dans toute la durée des accez.

4. Il ne faut faire au plus qu'un uſage tres reſervé de la pâtiſſerie, des légumes rafraîchiſſans, des ſalades & du poiſſon, car chez les Febricitans, il ne ſe fait qu'un mauvais chyle de ces ſortes d'Alimens.

5. Le vin eſt pour les Febricitans, la meilleure de toutes, les boiſſons uſuelles, pourveu qu'on le prenne ſans excez ou pur, ou avec de l'eau ſuivant l'habitude.

6. La Biere quoyque moins bonne que le vin, ne laiſſe pas d'être preferable à toutes

les espéces de Tizannes, car plus un remede tient de l'aliment plus il est salutaire, c'est pourquoy l'eau policreste que j'ay inventée & qui nourit comme l'eau commune, est aprés le vin la meileure de toutes les boissons usuelles qu'on puisse prendre, pendant l'usage des bons Febrifuges.

7. Les bons alimens & sur tout ceux que la nature semble demander, contribuent presque autant que les remedes, à la victoire qu'elle remporte sur le mal.

8. On peut comprendre sous le genre des bons alimens solides, le bœuf, le mouton, toutes espéces de volailles domestiques, & de gibier, (à l'exception du sanglier) les œufs

frais qui ne ſont n'y bilieux ny échauffans, comme le penſent qui ceux ſont prevenus des erreurs populaires, les fruits ſecs ou cuits avec une petite quantité de ſucre, & même les legumes qui ont beaucoup de parties ſpiritueuſes, par exemples les artichaux & les aſperges.

A l'égard des regles particulieres que les Febricitans doivent obſerver, par rapport à la diſpenſation du ſirop Febrifuge, voicy à quoy elles ſe reduiſent.

1. Il faut tellement regler le temps des repas que l'eſtomach ſoit vuide lors qu'on prend le remede, c'eſt ſur quoy les malades ſe doivent eux mêmes conſulter, la digeſtion étant plus prompte ou

plus tardive, ſuivant que l'action du levain digeſtif eſt plus ou moins efficace.

2. Il faut auſſi aprés avoir pris le remede, paſſer du moins trois heures ſans manger, pour donner le temps neceſſaire à ſa diſtribution, qui ſe fera mieux ſi on ſe tient dans la veille & dans l'exercice.

3. Une regle qui reſulte de ces deux premieres, eſt que depuis la premiere juſqu'à la ſeconde priſe, il n'y a environ que cinq heures dans leſquelles on puiſſe ſouper, dîner ou faire d'autres, repas ſçavoir 3, 4, 5, 6 & 7 heures aprés la premiere priſe; mais dans cét eſpace de cinq heures, on peut manger juſques à deux fois & même aſſés conſiderablement,

ment, l'abſtinence étant plus prejudiciable que profitable dans ces occaſions.

4. Lors que dans cét eſpace de temps on ne fait qu'un repas; il eſt bon quelques heures devant ou aprés, de prendre ſelon l'inclination quelques chiques de Caffé volatile, ou de Chocolat d'égraiſſé, deux boiſſons qui n'ont point les mechantes qualités du Caffé ny du Chocolat ordinaire.

5. Il ne faut jamais boire dans le friſſon; mais dans le chaud on peut boire une mediocre quantité de vin, foible de luy même ou affoibli avec de l'eau.

6. Les femmes groſſes doivent éviter pareillement l'u-

ſage des légumes qui ſont aperitifs, comme les artichaux & les aſperges, & à l'égard des enfans à la mamelle, ils ne doivent teter, qu'à peu pres dans les temps qui ont été marqués pour les repas des adultes.

Par l'obſervation de ces regles tant generales que particulieres, on aſſurera efficacement le ſuccés de la cure ſouhaittée, mais au reſte avec beaucoup moins de regime, cét excellent Febrifuge ne laiſſera pas d'arréter la fiévre, tant il eſt vray que les bons remedes, contraignent pour ainſi dire la nature à ſe porter aux determinations les plus ſalubres.

Les remedes auxiliaires qui

concourent en quelques ſorte à l'amortiſſement & à l'expulſion du levain febrile, ſont ceux qui peuvent hâter la depuration du ſang, lever les obſtructions, diſſoudre les matieres coagulées, & les poûſſer dehors par les voyes ordinaires, ces bons effets ſans doute doivent contribuer beaucoup à rendre la cure plus prompte & plus aſſurée. Ordinairement on comprend les vomitifs ſous le genre de ces remedes, & l'on ſçait même qu'ils ſont generalement utiles dans les lieux ou la péſanteur de l'air, épaiſſit & arrête la pituite dans des parties qu'elle ne doit pas occuper, par exemple dans l'Eſtomach, d'où elle eſt mieux tirée par le vomissement que par toute autre évacuation, aussi bien que la bile retenuë dans sa vesicule, par l'obstruction des meats cholidoques; cependant comme il se trouve des gens en qui la foiblesse, & les autres dispositions particulieres de la poitrine & de l'estomach, rendent les vomitifs tres-dangereux, ils ne doivent être donnés qu'aprés de serieuses reflexions, avant l'usage de quelques Febrifuges que ce soit, mais ceux qui sont traitez avec le sirop de Thé Febrifuge ont cét avantage, qu'il ne faut point examiner si les vomitifs leurs conviennent ou nom, car ce remede est luy même si utilement vomitif, qu'il n'excite le vomissement qu'en ceux en qui la nature ſent le beſoin qu'elle a de ſe décharger par cette voye: ainſi ſans donner icy des regles particulieres pour l'uſage des vomitifs, je preſcriray ſeulement celles des diûretiques & des purgatifs, qui ſont les ſeuls auxiliaires, dont les determinations ne ſont pas contraires aux mouvemens de ce Febrifuge.

On nomme diûretiques ce qui paſſe par les urines. L'Eau policreſte dont il a été parlé, produit cét effet efficacement & méme entretient la liberté du ventre. Ceux qui n'en pourront pas avoir commodement, mettront dans chaque peinte de l'eau commune qu'ils boiront, une dragme de ſel de chicorée ou d'aigremoine.

Ces Remedes ſont ſeulement propoſés, pour les perſonnes accommodées qui ne craignent pas la dépenſe ; & qui vuëillent recouver promptement l'embonpoint & les forces perduës ; les autres s'en pouront paſſer ſans inconvenient & ne laiſſeront pas de guerir ; car le Febrifuge fait l'eſſentiel de la cure, puiſqu'il agit toûjours efficacement ſans le ſecours des auxiliaires, qui ne ſont icy propoſez que comme des remedes confirmatifs de l'effet du ſpecifique.

Il en faut dire autant des purgatifs, qui ne laiſſent pas neanmoins d'avoir leurs utilités, c'eſt pourquoy je rapporteray en Abregé, les regles que j'ay déja preſcrites touchant le bon uſage qu'on en doit faire, dans mon traité de la gueriſon des fiévres.

1. Les medicamens qui pouſſent par le ventre ne ſont pas les ſeuls purgatifs, il n'importe par où l'on chaſſe les impuretés & les ſuperfluitez, pourveu que les voyes qui ſervent à leur expulſion ſoient les plus commodes à la nature, & en faveur deſquelles elle ſemble ſe déterminer.

3. Il eſt phiſiquement impoſſible, qu'ils ayent aucune priſe ſur les matieres heterogenes qui ſont confonduës dans la maſſe ſanguinaire, &

qui ſont les cauſes immediates des fiévres.

4. On doit quelquefois reparer par les purgatifs les mauvaiſes diſpoſitions du corps, mais leur uſage doit ordinairement preceder celuy du ſpecifique, le relachement du ventre étant toûjours contraire à ſon action.

5. Les purgatifs amers ou leurs extraits étant en quelque ſorte Febrifuges, doivent être preferés à tous les autres.

6. Quand aprés avoir arreſté la fiévre, on veut s'aſſurer par la purgation du côté de la recidive, il eſt mieux qu'elle ſoit repetée, que d'en donner des priſes plus fortes & en moindre nombre.

A ces obſervations generales qui conviennent à tous les Febrifuges, on doit ajoûter une regle particuliere qui eſt importante dans l'uſage de celuy-cy.

7. Ce n'eſt pas aſſés d'obſerver beaucoup de mediocrité dans la doſe des purgatifs qu'on donne aprés la cure, il faut encore que par un long eſpace de temps, on ſe ſoit aſſuré du côté de la recidive avant que de purger ; car il eſt aſſez ordinaire que la purgation cauſe le retour de la fiévre en depravant la chylification, & en remuant les matieres fermentatives.

Au reſte, pour la purgation qu'on doit faire avant ou aprés la cure des fiévres intermitantes, on peut uſer avec ſuccés du vin purgatif que j'ay décrit dans mon livre du remede Anglois, & qui ſe prepare avec l'hiere pigre : mais l'extrait purgatif de nos artiſtes luy eſt preferable. Son uſage eſt dautant plus facile, qu'on le donne en petite doſe & qu'il n'a point de mauvais goût. On peut neanmoins le ſaupoudrer de ſucre ou l'envelopper dans du pain azime, dans la pelure de pomme cuites, ou dans quelques ſemblables choſes ; outre qu'on le peut diſſoudre dans un peu de vin ou de boüillon. Il ſuffit pour les plus robuſtes d'en donner gros comme une aveline & pour les autres à proportion.

Aux femmes grosses on en donnera seulement demie dose, & aux petits enfans une quatriéme partie dans quelque confiture que cesoit.

Quoy qu'il soit rare de voir des recidives, quand on a traité & guery les fiévres intermittantes, suivant les regles qui viennent d'être prescrites ; on sçait neanmoins par experience, qu'il est des gens en qui il se trouve diverses sortes de levains, de façon qu'aprés avoir éteint celuy qui faisoit une certaine espéce de fiévre, il arrive quelquesfois qu'une autre se fermente à son tour & fait une nouvelle fiévre, si par precaution on n'a pas soin de l'amortir & de le chasser ; c'est pourquoy ceux qui vueïllent s'assurer d'avantage, doivent huit jours apres la cessation de la fiévre prendre une nouvelle prise, & pour mieux faire encore, une autre quinze jours aprés celle-là, ou du moins quelques prises de l'extrait de Thé, qui sera même preferable pour les personnes delicates.

Quoyque cette precaution soit utile, il ne faut pas croire neanmoins qu'elle soit absolument necessaire, puisque sans l'oserver, il ne se trouve pas un malade entre cent qui tombe dans le cas de la recidive, & qu'au pis-aller lors de cét inconvenient, il suffit de repeter ce qu'on avoit fait, ce qui est d'autant moins chagrinant, que le remede eſt tres-facile & ſon prix tres-modique.

Au reſte les priſes de ce remede étant en petit volume & en petit nombre, il eſt ſi propre à être tranſporté, qu'on peut même l'envoyer par la poſte à tres-peu de-frais, ſoit dans les Provinces, ſoit dans les Royaumes étrangers, outre qu'étant en conſiſtance de ſirop, le ſucre le rend tellement inalterable, qu'on peut même l'envoyer dans les Indes, ſans craindre que le temps, ny la mer luy ôtent rien de ſa vertu.

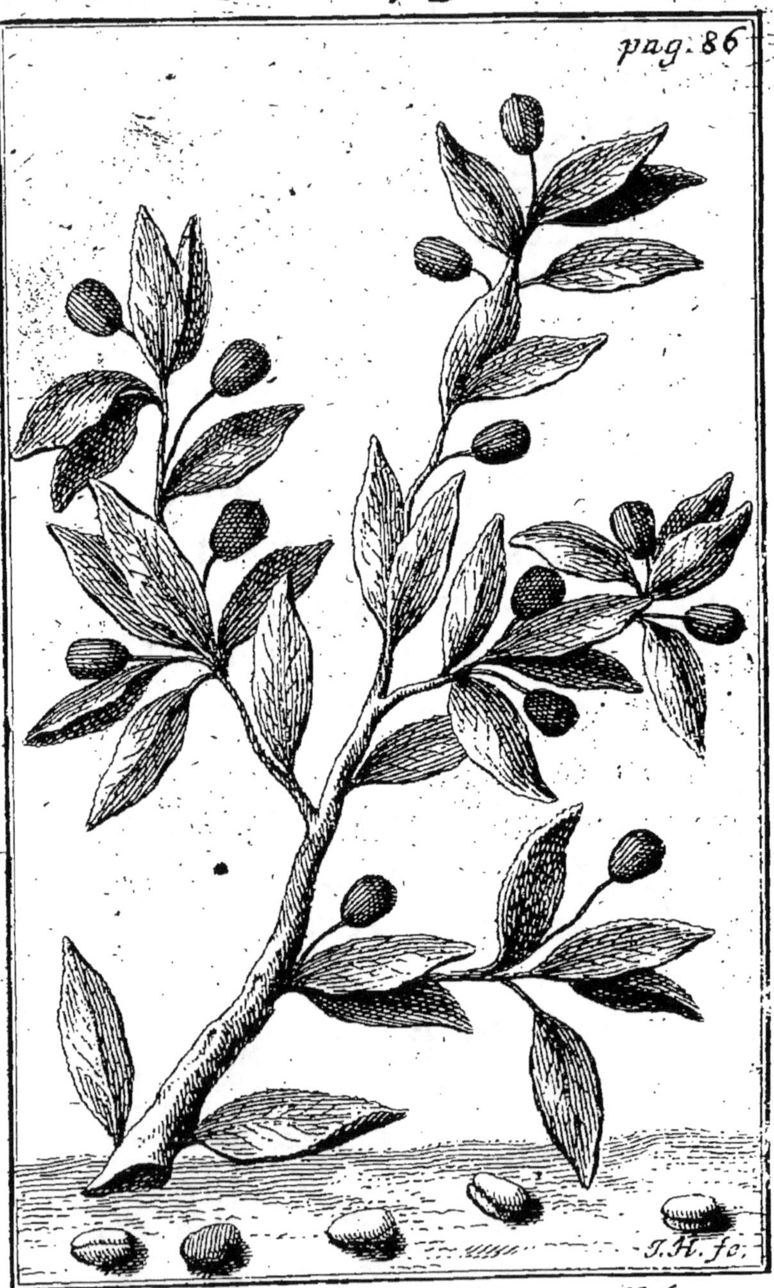

Tige de la plante du Caffé.

www.ingramcontent.com/pod-product-compliance
Lightning Source LLC
LaVergne TN
LVHW010613110826
845149LV00003B/894

* 9 7 8 2 0 1 2 1 5 0 0 5 8 *